身体的敌人

讲给小学生的病毒细菌知识课

首都医科大学附属北京地坛医院　北京健康教育协会传染病专业委员会 ◎ 编著

捷安特·潘达 ◎ 绘

Virus

U0397206

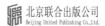

北京联合出版公司

Beijing United Publishing Co.,Ltd.

图书在版编目（CIP）数据

身体的敌人 / 首都医科大学附属北京地坛医院．北京健康教育协会传染病专业委员会编著；捷安特·潘达绘．—北京：北京联合出版公司，2020.5

ISBN 978-7-5596-4133-5

Ⅰ．①身… Ⅱ．①首…②北…捷… Ⅲ．①传染病－预防（卫生）－少儿读物 Ⅳ．① R183-4

中国版本图书馆CIP数据核字（2020）第 057591 号

身体的敌人

作　　者：	首都医科大学附属北京地坛医院	产品经理：	毕　帅
	北京健康教育协会传染病专业委员会		
绘　　者：	捷安特·潘达	美术编辑：	任尚洁
责任编辑：	喻　静	特约编辑：	王周林
封面设计：	主语设计		

- -

北京联合出版公司出版

（北京市西城区德外大街83号楼9层　100088）

北京联合天畅文化传播公司发行

天津光之彩印刷有限公司印刷　新华书店经销

字数 50千字　787毫米×1092毫米　1/32　3.25印张

2020年5月第1版　2020年5月第1次印刷

ISBN 978-7-5596-4133-5

定价 32.00元

- -

敌人在哪里?
为什么看不到?

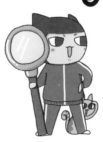

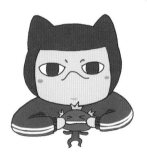

程橙子小朋友
对此书亦有帮助

目录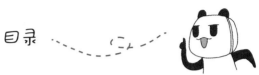

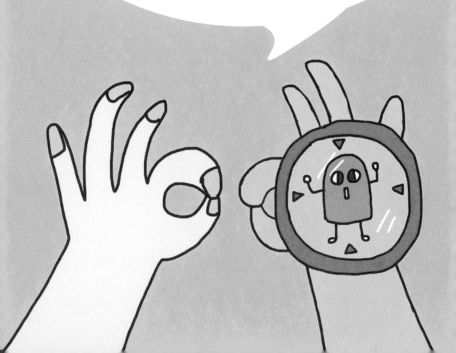

第一课

人的生命，从一个细胞开始

一、细胞组成了我们的身体

同学们，猜猜看，我们人体最基本的组成单位是什么？对了，就是细胞。

人体是由40万亿—60万亿个细胞组成的。

当我们用显微镜放大100倍去观测人体组织时，就可以看到细胞了。

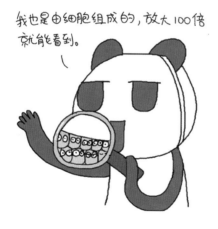

我也是由细胞组成的，放大100倍就能看到。

二、细胞是个结构完整的小型工厂

虽然细胞很小很小，但细胞的结构可一点儿也不简单，它们包括细胞膜、细胞质、细胞核等。

1. 细胞膜

动物细胞的最外层是细胞膜，如果把细胞比作工厂的话，细胞膜就像工厂的围墙，而且还是智能的哟。围墙上有各种各样的通道，例如钙离子通道、钠离子通道、葡萄糖通道甚至各种蛋白的通道。当工厂需要某些物质进出的时候，这些物质可以通过自己的专属通道进出，畅通无阻。

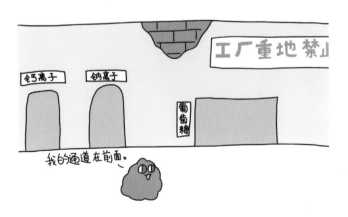

2. 细胞质

细胞中最多的就是细胞质了。细胞质可以分为细胞质基质和细胞器。

细胞质就像整个工厂，细胞器是工厂里的车间，细胞质里除去细胞器以外的物质就是细胞质基质。

细胞器有很多种，包括线粒体、核糖体、溶酶体等。

细胞质基质中含有生产用的各种原料，比如水、氨基酸、葡萄糖等。

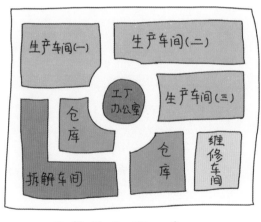

工 厂 平 面 图

线粒体就像细胞中的发动机，或者能源舱。当我们把食物吃下去后，食物会经受一系列的处理，处理后得到的有机物再进入线粒体氧化分解，产生推动细胞运转的能量。线粒体中氧化分解有机物的过程叫"有氧呼吸"，我们每天呼吸的空气中的氧气是有氧呼吸的必备材料。

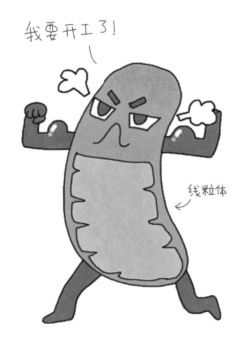

我要开工了！

线粒体

核糖体可是很关键的。

在介绍核糖体之前，我们要先简单地介绍一下蛋白质。蛋白质是生命活动的主要承担者，细胞中发生的各种"工作"都离不开蛋白质。

而核糖体就是负责生产蛋白质的"车间"。假如没有它每天源源不断地为我们的身体生产蛋白质，我们身体里的细胞就无法正常工作，我们就该生病了。

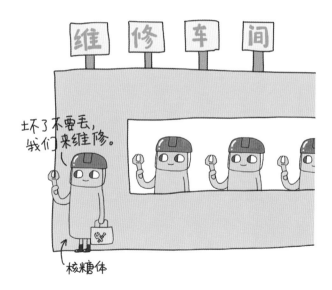

溶酶体在细胞中的职责很特殊，它在细胞里负责"拆东西"。

什么叫"拆东西"呢？就是把细胞里用不上的物件，比如"车间"产生的废料、老化的细胞器等，拆成氨基酸、葡萄糖等"零件"，然后投放回细胞质基质中，重新用于"生产"。这样既可以清理工厂里不必要的垃圾，又能节约材料，一举两得。溶酶体是不是很厉害呢？

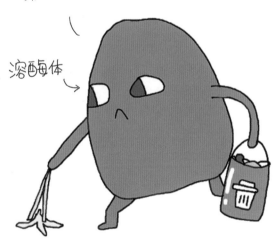

谁又乱扔垃圾了！

溶酶体

3. 细胞核

细胞核是整个细胞的核心，它相当于细胞的大脑。

细胞的各个部位需要做什么都是细胞核来安排的，就好像一个工厂，细胞核是这个工厂的厂长办公室，工厂做什么东西，怎么做，都是厂长在办公室里决定的。

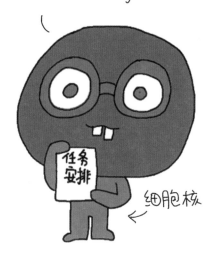

大家的任务都清楚了？

细胞核

当然，办公室里最重要的角色就是厂长了，这位厂长先生的名字叫染色体。

染色体是由蛋白质和DNA共同组成的。

DNA的全名是脱氧核糖核酸，是一种具有双螺旋结构的大分子物质，样子就像一个螺旋状的绳梯。它的主要功能是存储生物遗传信息。为什么你的模样很像你的爸爸妈妈？这与DNA的遗传作用密切相关。

DNA相当于生命体的蓝图，细胞这个工厂怎么建，建多大规模，哪里应该建造什么，以及由这些密密麻麻的细胞工厂构成的人体应该是怎样的，都会按照DNA给出的图纸来施工。

是不是很神奇呀，细胞竟然有一套完整的体系！细胞的正常运转保证了我们的身体健康。

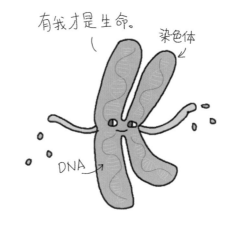

有我才是生命。

染色体

DNA

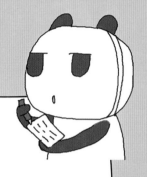

本课知识点

通过第一课，同学们应该已经了解了细胞是什么和细胞在我们人体中都是怎样工作的。

我们再来回顾一下：

1. 我们人体是由40万亿—60万亿个细胞构成的。

2. 细胞的组成通常是：围墙——细胞膜、能源舱——线粒体、维修车间——核糖体、厂长办公室——细胞核、厂长——染色体、工厂所有设备——细胞质、垃圾清运员——溶酶体。

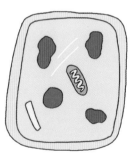

细胞结构图

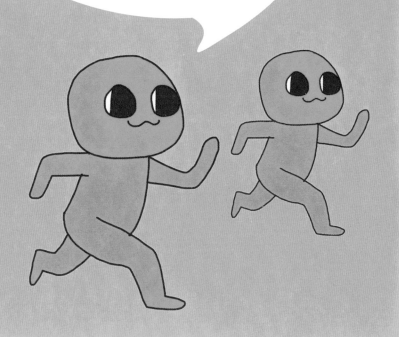

一、与我们人类亦敌亦友的细菌

细菌是微生物当中的一大类，是一些微小的单细胞生物。它小得只能以微米来计算，是所有生物中数量最多的。

细菌与我们的生活可是密不可分呢，比如把牛奶变成酸奶的乳酸菌、可以酿醋的醋酸杆菌。当然，细菌也不全是对人体友好的，比如肺炎球菌、霍乱弧菌、破伤风梭菌，感染了这些细菌之后，严重的话会导致死亡。

细菌比细胞要小得多，在显微镜中，当我们放大400倍去看细菌的时候，细菌看起来仍然是个小黑点；只有当我们放大800倍的时候，才能够看清楚细菌的样子。

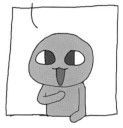

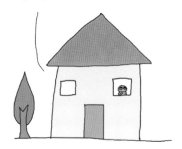

我们拿人类皮肤的细胞和葡萄球菌来做比较就一目了然啦。如果把人类皮肤的细胞比作一座厂房，那么葡萄球菌的大小就相当于厂房里的一个工人。

细菌的形状千奇百怪，有球形的，有杆状的，还有螺旋状的，比如葡萄球菌、大肠杆菌和幽门螺旋杆菌。哦，对了，细菌还有成群结队的，比如葡萄球菌，它之所以叫这个名字，是因为它看起来就是许多小球挤在一起，像一串葡萄。

我们都是细菌！

二、细菌与它的工厂

　　细菌和细胞在构造上有许多共同点，当然也有不同之处。

　　细菌的表面包裹着细胞壁、细胞膜和荚膜，与动物的细胞有点儿不一样，动物的细胞没有细胞壁而只有细胞膜。除此之外，细菌还多了荚膜这道防护，不过，也不是所有的细菌都有荚膜。

　　细胞壁、细胞膜和荚膜都起到保护细菌内部组织的作用，就像工厂的围墙。很多细菌有两道这样的围墙，有些细菌因为有荚膜，所以有三道围墙。

　　还有一些细菌在尾部长有鞭毛，有鞭毛的细菌可以自由移动，就像一颗胶囊长了一个小尾巴。

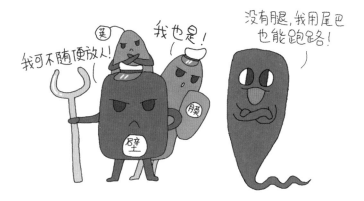

三、细菌工厂的厂长

　　细菌与细胞最大的不同是细菌没有成形的细胞核。细菌的DNA是游离在细胞质中的，而细胞的大部分DNA在细胞核里，就好比细胞工厂的厂长是坐在办公室里办公的，而细菌工厂的厂长没有自己的办公室，只能站在车间的过道里办公。

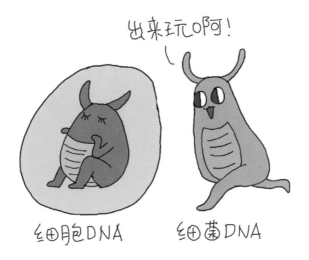

出来玩呀！

细胞DNA　　　细菌DNA

四、细菌的繁殖

　　细菌是通过二分裂来繁殖的，只要环境适宜它的生存，它就会一直分裂，一个变成两个，两个变成四个，四个变成八个……越来越多。细菌还分裂得非常快，通常每20—30分钟分裂一次，所以只要几个小时，我们的手上就会布满细菌。

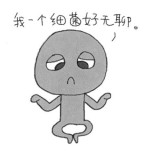

五、细菌的冬眠

　　芽孢是细菌的一种极其特殊的状态，在环境不适宜细菌繁殖时，细菌的细胞壁会增厚，进而进入"冬眠"状态。细菌的芽孢状态可以抵御一些极端环境，低温、高温甚至真空状态都没办法完全杀死芽孢，这简直就是"开挂"了。

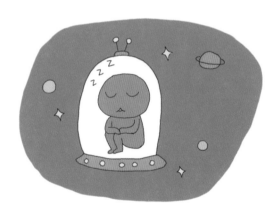

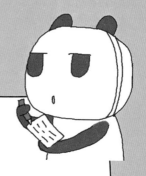

本课知识点

　　通过第二课，同学们应该已经了解了细菌是什么和细菌特殊的构成。

　　我们再来回顾一下：

　　1.我们知道了细菌比细胞还要小很多很多。

　　2.细菌有特殊的结构——细胞壁、细胞膜、荚膜三道围墙和在过道里办公的DNA厂长。

　　3.细菌的繁殖方式是分裂。

　　4.细菌有特殊的冬眠状态。

人体中的微观战争

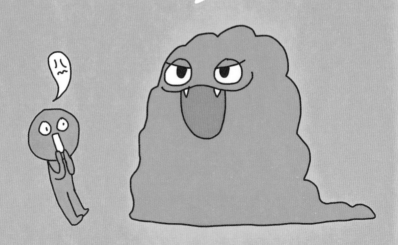

我们统称细菌和病毒为病原体，它们和我们共享一个地球家园，但它们时时刻刻想找到一个更适合它们快乐生活的小家园，而我们的身体就是它们的目标之一。虽然病原体这样想，但我们的身体是绝不会答应的。我们有一整套防御机制来保护自己，这个防御机制就叫"免疫系统"。

　　我们身体里的免疫系统是非常强大的，随时发生着我们肉眼看不到，却恢宏如史诗的战争，让我们一起来看看吧。

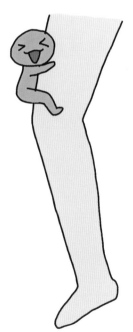

　　皮肤是我们的第一道防御系统，它就像"金钟罩""铁布衫"一样护卫着我们。假如你骑自行车不小心摔了一跤，膝盖的皮肤被擦伤了，出现了伤口，这意味着作为人体第一道防线的皮肤被外力突破了。别担心，第二道防线——机体免疫系统就要发挥作用啦。

我们身体里的免疫系统由很多的细胞、器官、组织以及它们生产出来的具有生物活性的物质组成，它们承担着阻止外来扰敌和维持内部和平的任务，分工明确，各司其职，有条不紊。让我们来看看它们是怎么工作的。

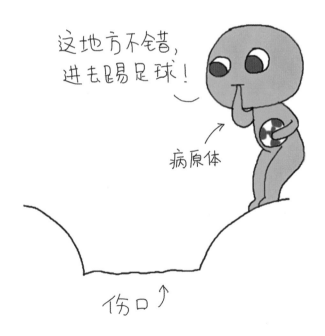

一、可见的入侵者

　　摔倒后，膝盖伤口处沾染的泥沙里含有大量的病原体，它们会迅速集结，贪婪地享受伤口流出的血液带来的美味。免疫系统里的"巡警"白细胞第一时间发现入侵者，并冲上去与病原体展开厮杀；破损的毛细血管"吹哨"召

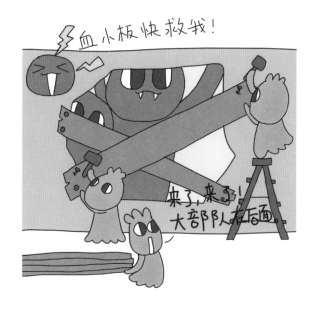

集血小板快速凝结，使血液停止流出并逐步凝固，形成天然的屏障，保护伤口下面的组织，同时把入侵的大部分病原体锁在屏障中；远处的吞噬细胞接到"警报"赶来支援，对病原体进行围追堵截。吞噬细胞是机体免疫系统中的"大块头"，拥有单兵作战能力，它通过吞噬作用包裹病原体并分解消灭它们。

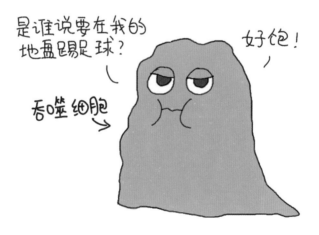

血小板、白细胞、吞噬细胞大量集结，免疫系统产生的大量活性物质也来支援，它们都挤在伤口附近，伤口附近的皮肤就会微微肿胀，并刺激到末梢神经。末梢神经把信号传导到大脑，于是你哇的一声就哭了："疼！"这是免疫系统在提醒你："我们需要外力支援！"这个过程非常短暂，只是一个瞬间！

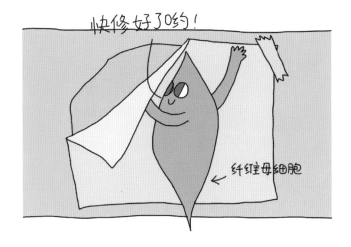

大量病原体入侵时，光靠机体免疫系统作战是不能完全清除干净的，我们还需要用流动水把伤口上附着的泥沙冲洗掉，然后拿碘伏棉棒进行伤口消毒，通过外力清除绝大多数的病原体。我们处理完伤口后，死伤的病原体和白细胞、吞噬细胞一起被封闭在伤口表面形成的"痂"里。在白细胞的护卫下，我们身体里的"修理工"纤维母细胞开始对破损的地方进行"修补"。几天以后，黑色的血痂掉落，露出了鲜嫩的新皮肤，这多亏了我们身体里的免疫系统！

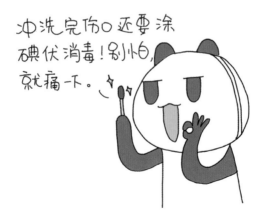

二、看不见的战役

　　我们的第一道防御系统除了皮肤，还有黏膜，例如口腔黏膜、鼻黏膜、胃黏膜等，它们在默默地守护我们的身体，经常在我们不知不觉中赶走了病原体。

　　病原体和我们生活在一个共同的环境中，我们每一次呼吸时，病原体都会随着空气欢呼着进入我们的鼻腔。鼻腔里的鼻黏膜不停地分泌黏稠的分泌物，像胶水一样把病

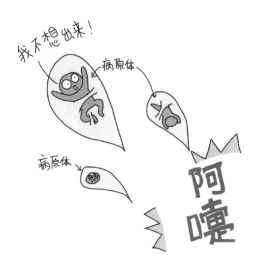

原体牢牢地粘住。被粘住的病原体越来越多，黏稠的分泌物也越来越多，鼻毛就开始摆动起来，像扫地机一样，把它们堆积在一起。鼻毛的舞动牵动了鼻腔里的末梢神经，末梢神经向大脑传递信号——"请求发射！""阿嚏"一声，你的鼻涕就通过喷嚏发射了出来，病原体沮丧地回到了空气中。

当然，在这个过程中，体弱的病原体被干掉了，也有身强力壮（致病力强）的病原体冲破鼻黏膜分泌物阵法的阻挡，冲杀到咽喉部位，甚至一路过关斩将来到了支气管。这里温湿度适宜，生存环境极佳，它们开始安家落

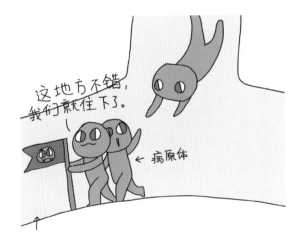

这地方不错，我们就住下了。

← 病原体

户，繁衍生息，同时产生很多有害物质（致病因子）。

它们的到来立刻引起了"巡警"白细胞的警觉，白细胞中的中性粒细胞就像"步兵"，它们与病原体兵戎相见，一阵厮杀过后，伤亡过半。然后更多的白细胞拥来加入战斗，当然也少不了大块头的"坦克兵"吞噬细胞。可这次的病原体太强大了，吞噬细胞在处理病原体的过程中发觉异常，立即发出"警报"，白细胞中的淋巴细胞在接到警报后立即进行数据分析。它们首先要根据前方传来的战报——"抗原"的性质，来决定启动T细胞部队还是B细胞部队。

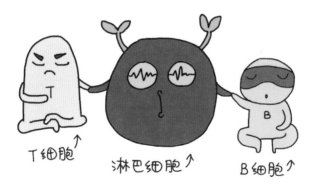

T细胞↑　　　淋巴细胞↑　　　B细胞↑

一般来说，T细胞部队就像"火箭军"，利用细胞因子实现远程精准打击；而B细胞部队就像"特种兵"，用抗体直接与抗原结合，稳准狠地消灭病原体。通常情况下，战斗到这个阶段，基本就快结束了。被杀灭的病原体和死伤的白细胞会被支气管黏膜的分泌物包裹，越来越

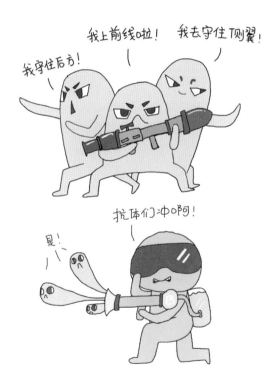

大，支气管黏膜上布满的纤毛开始摆动，把分泌物往外扫。同样，气管黏膜下的末梢神经会请示大脑——"请求发射！""咳咳咳！"随着咳嗽的发生，痰带着病原体离开了我们的身体！没有死亡的病原体随着痰和口水被喷回到了空气中，等待着进入下一个人体的机会。

但如果这次的病原体极其强大，又会怎么样呢？假设它们自身的繁殖速度极快，超过了机体免疫系统的应急能力；同时，病原体产生了大量的毒素，就像工业废水排入河道一样，侵入血管，顺着血流送往全身。毒素到达大脑，体温中枢接到"警报"，立即发出"体温升高"的指令，想通过改变内环境的方法，让病原体失去舒适的生活

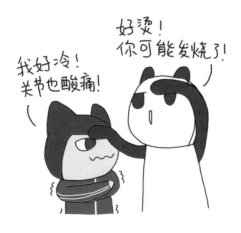

环境。肌肉接到"体温升高"的指令后，开始寒战，也就是我们感觉浑身发冷、哆嗦、肌肉酸痛、无精打采的状态，这是肌肉为了实现体温升高而进行的"快速运动"。

这时候，你会有气无力地告诉妈妈："我发烧了！"这也是免疫系统在通知你："我们需要外力支援！"这次的外力支援需要医生的帮助，经过问诊、查体、化验检查等步骤，医生会找到作案的病原体，并进行针对性的治疗。在医生的帮助和妈妈的精心照料下，我们的身体会逐步恢复正常。同时，淋巴细胞会对入侵的病原体进行"拍照留档"，并记入"病原体识别系统"，一旦这个病原体再次入侵我们的身体，免疫系统就会立即启动远程精准打击，不会再让它轻松入境了。

这就是机体免疫系统，是不是很精彩呢？

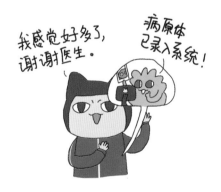

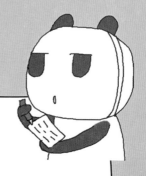

本课知识点

　　通过这一课，同学们应该已经了解了机体免疫系统是怎样工作的。

　　我们再来回顾一下：

　　1.细菌、病毒就存在于我们身边，它们时时刻刻想在我们身上安家。

　　2.我们的机体免疫系统时常与病原体发生我们看不到的战争。

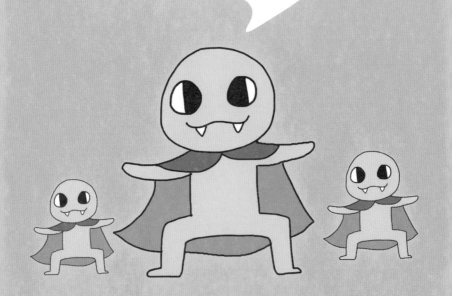

第四课

游离在生命
边缘的病毒

一、神秘的病毒

病毒是微生物中的一种，绝大多数病毒与我们和平共处。

最早发现病毒的人，是19世纪一个叫伊万诺夫斯基的俄国科学家。他从一些皱皱的、长满黄斑、接近坏死的烟草叶子中提取出了汁液，然后用一种特殊的方式过滤掉了汁液中的致病细菌，再用这种已经无菌的汁液擦拭正常的烟草叶子，结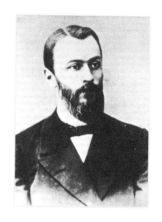果原本健康的烟叶也患病了。这说明，无菌的汁液中一定还存有比细菌更微小的病原体。进一步研究后，他证明了这种未知的病原体的存在，并命名为"滤过性病毒"。伊万诺夫斯基是世界上第一个发现病毒的人，被后人誉为"病毒学之父"。

虽然我们用光学显微镜放大800倍可以看到细菌，但病毒只有细菌的百分之一甚至千分之一大，是一种极其微小的个体，微小到我们用光学显微镜都无法看到它，只能借助电子显微镜才能发现。如果我们把细菌想象成一个成年人，那么病毒就像是这个人手里拿着的一个鸡蛋。

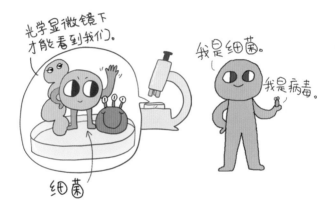

所以，直到1933年，英国物理学家卢斯卡制造出了世界上第一台电子显微镜，放大倍数从1000倍提高到了10000倍，病毒的模样才终于进入了我们人类的视野。

看清了病毒的真面目，科学家们却犯了难——病毒该不该被定义为生物？这成了一个特大的难题。

在我们身处的环境中，存在着无数微小的病原体，其中就有病毒。在进入我们的身体之前，病毒呈现的状态完全没有生命特征，它不会自主繁殖，不会排泄，不会自主呼吸，无法生长……此时的病毒更像是不起眼的灰尘。

可是，一旦进入了我们人体，病毒便像是有了思想，它占领我们的细胞，控制细胞来实现自己的繁殖，这真的很可怕。

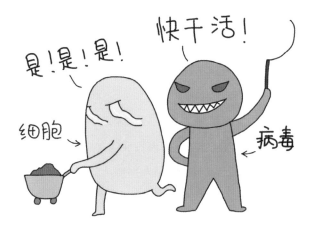

二、 病毒简单到极致的构造

病毒是由两种物质构成的，一种叫蛋白质，另一种叫核酸。

核酸有两种，分别是DNA（脱氧核糖核酸）和RNA（核糖核酸），它们俩都是生命形式必不可少的组成物质。关于DNA的基本功能，我们在第一课讲到染色体的时候有过介绍，同学们还记得吧？

病毒的结构很简单，只是一层蛋白质包裹着一个核酸而已，如同饺子，核酸就像饺子馅，蛋白质就像饺子皮。

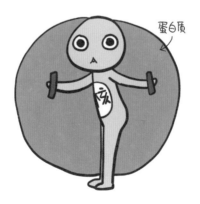

蛋白质

细胞是生命构成的基础，有代谢功能，连细菌都有自己的细胞结构，病毒却没有。病毒只能寄生在宿主细胞内，一旦离开寄生的细胞，它就会变成蛋白结晶体，完全没有了生命的特征。独立存在于大气中的病毒没有任何生物活性，可以说和石头没有什么不同。因此，没有细胞结构、不存在代谢功能的病毒是一种介于生命与非生命之间的有机物质，它不是生命，也不是非生命。说起来确实有点儿诡异哦。

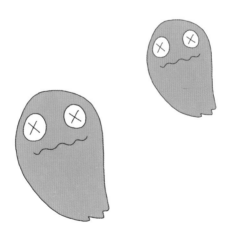

三、那些恶名远扬的病毒

1. 天花病毒

天花这个名字听起来好好听有没有？但它可是一种极为可怕的病毒！

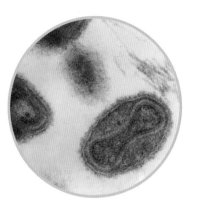

在历史中，天花病毒总计夺去了约3亿人的生命，这个数字超过世界上因两次世界大战而丧生的人数总和。

天花病毒是一种痘病毒，通过呼吸道传播，人感染后，脸部、手臂和腿部皮肤会长痘，接着痘会化脓。有30%的患者无法熬过这个阶段，会因为严重的感染而死亡；而70%的患者的脓疱会逐步愈合结痂，但痂脱落以后会留下很深的疤痕，看上去就像脸上刻了花——天花的名字就是这么来的。

不过，大家不用害怕，天花病毒已经被我们人类战胜了。18世纪90年代，英国医生爱德华·詹纳在牛身上发现了天花疫苗——牛痘疫苗。天花病毒有很多种，就像小狗有泰迪、比熊还有金毛一样，它们统称"狗"，却各有特点。天花病毒也是这样，有感染人的，也有感染牛的。牛要是感染了牛的天花病毒，牛的乳房就会出现局部溃烂，但很快会好。挤奶工接触了患牛痘的牛，只出现很轻微的症状，长几个小痘子就好了，却对天花有了免疫力。科学家针对这一现象展开研究，发现牛的天花病毒和人的天花病毒具有相同的抗原。我们前面讲过，机体免疫系统根据病原体的抗原来识别并启动防御机制，因此，人接种了牛痘疫苗后就可以有效防范天花了。真是太妙了！1980年5月，世界卫生组织宣布人类成功消灭天花，天花成为最早被彻底消灭的传染病。

在很长一段时间内，小孩子都要接种牛痘疫苗，以避免感染天花。1980年以后，小孩子便不用再接种牛痘疫苗了。

2. 埃博拉病毒

埃博拉属于丝状病毒科，是单股负链RNA病毒。我们前面讲细胞的结构时讲过DNA，DNA是脱氧核糖核酸，样子就像一个螺旋状的绳梯。而RNA好比DNA的小弟，RNA大名叫核糖核酸，它就像一条（单股）螺旋状的绳子，也是存储生物遗传信息的。光是看它们的结构，就不难想到，一条绳子可没有一个绳梯稳定且高效。

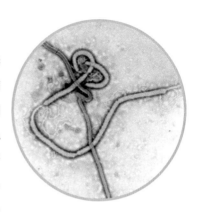

埃博拉病毒通过接触传播。埃博拉第一次进入人们的视野是在20世纪70年代，曾多次袭击刚果（金）、苏丹等非洲国家，致死率高达50%—90%。埃博拉的暴发和非洲原住民食用野生动物、奇特的丧葬习俗以及当地恶劣的卫生条件有密切的关系。

我们已知的很多病毒都可以导致患者发热、出血（血液不凝固），例如肾综合征出血热、登革热等，而埃博拉病毒引起的出血热是世界上最致命的病毒性出血热。人感

41

染了埃博拉病毒之后，会出现发热、恶心、呕吐、腹泻等症状，随病情进展而加重。然后，患者全身的毛细血管壁被破坏，全身的血液不能凝固，出现皮下瘀血（青一块紫一块）。口鼻黏膜那些比较薄弱的地方，就会自动流出血来，像恐怖片里的"僵尸"一样广泛性出血，导致口腔、鼻腔、皮下出血等，最后因为身体的各器官功能衰竭而死亡！不过，世界卫生组织2016年12月宣布，已经研制出了疫苗，消灭埃博拉病毒只是时间问题了。

3. 西班牙流感病毒

西班牙流感是人类历史上第二致命的烈性传染病，在1918—1919年曾经造成全世界约5亿人感染，2500万—4000万人死亡（当时世界人口约17亿）；其全球平均致死率约为2.5%—5%，和一般流感的0.1%比较起来更加致命。

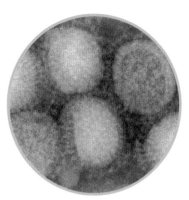

西班牙流感这个名字的由来非常戏剧性。其实，西班牙流感并不是在西班牙暴发的，之所以叫这样一个名字，是因为当时西班牙约有800万人感染了此流感病毒，连国王也未能幸免。于是，这种流感病毒就被称为"西班牙流感病毒"。

西班牙流感病毒造成的瘟疫，甚至间接影响了一件大事——第一次世界大战。第一次世界大战期间，西班牙流感正在世界各处肆虐，造成参战士兵大量丧生，所以它间接加快了第一次世界大战的结束。

4. 流感病毒

流感病毒相信大家不陌生，我们很多人都与流感病毒有过接触。流感病毒可引起人、禽、猪、马、蝙蝠等多种动物感染和发病，人流感主要是甲型流感病毒和乙型流感病毒引起的。

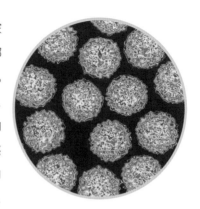

流感病毒属于正黏液病毒科，是单股负链RNA病毒（每种病毒都有自己的家族归属及结构，我们现在只要记住就行，等初中学习生物课程以后就能理解啦），通过呼吸道传播。每年的冬季是流感的高发季节，流感的感染率很高，但病死率不到0.1%，所有人对流感病毒都是易感的。

流感病毒极易发生变异，所以，流感疫苗的成分每年都不一样，也就是说，我们每年都有必要在流感高发季来临之前，接种流感疫苗。我们接种流感疫苗以后，免疫系统会做好"病原体识别"档案，一旦我们接触到流感病毒，免疫系统就会迅速消灭它们。如果没有疫苗的保护，人感染流感病毒后，病毒会很快突破免疫系统的屏障，进入我们的血液，产生病毒血症，使体温中枢下达"发热"的指令。

流感与普通感冒不一样，流感有很明显的全身症状，如发热、浑身酸痛；普通感冒则以局部症状为主，如流鼻涕、打喷嚏、嗓子疼、咳嗽等上呼吸道症状。因此，一旦在流感季节出现流感样症状，要尽早就医，在医生的指导下服用抗病毒药物，这样才可以有效缓解症状，尽早康复。通过接种流感疫苗和抗病毒治疗，我们可以有效地对抗流感病毒。

5. 鼻病毒

鼻病毒属于小RNA病毒科，于1956年从感冒患者的标本中分离获得。目前已经发现了120多种鼻病毒，是人类病毒中血清型最多的病毒。它是引起普通感冒的主要病原体，主要

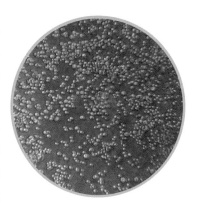

传播途径是呼吸道和接触传播。鼻病毒一年四季都活跃，冬季是高峰期，潜伏期2—5天。鼻病毒进入人体后，只在鼻咽部搞破坏，以流鼻涕、打喷嚏、嗓子疼等症状为主，全身性症状很少。鼻病毒的感染持续时间在7天左右，也就是说，一周左右鼻病毒就能被机体免疫系统战胜了。所以，咱们患普通感冒时，多喝水，多休息，再服用一些缓解症状的药，一周左右就能好了。因为鼻病毒的兄弟姐妹多达120多个，再加上机体免疫系统对鼻病毒的标记很轻、很短暂，所以我们只要一着凉，机体免疫力下降，就会感冒。因此，养成良好的卫生习惯，积极锻炼身体，提高免疫力，是我们有效抵御感冒的好办法！

6.狂犬病病毒

狂犬病病毒大家应该很熟悉，当我们被猫狗咬伤时，爸爸妈妈一定会立即带我们到医院去注射疫苗。可是，同学们知道狂犬病病毒到底有多厉害吗？

狂犬病病毒就像没有头的子弹，属于弹状病毒

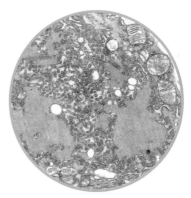

科，是单股RNA病毒，传播方式主要是含有病毒的唾液或体液通过破损的皮肤进入人体，致死率100%！狂犬病病毒并不是狗或者猫独有的，事实上，这种可怕的病毒可以感染很多动物并长期寄生，比如狼、狐狸、蝙蝠等，只是由于猫狗和人类关系密切，才被称为"狂犬病病毒"。

人感染了狂犬病病毒之后，潜伏期可长达数十年，一旦发病，就会出现恐水、恐风、咽喉痉挛、呼吸困难等症状，最后呼吸肌麻痹而死。虽然狂犬病病毒很可怕，但它有限的传播方式使这个传染病完全可以预防！我们可以通过给动物打兽用狂犬病疫苗和给被猫狗抓咬伤的人打狂犬

病疫苗或狂犬病免疫球蛋白来预防，所以，我们要按时给家里的宠物接种疫苗。

另外，流浪猫狗长期生活在野外环境，身上携带了大量病原体，我们最好不要去逗弄它们。一旦被流浪猫狗抓咬伤，要第一时间用流动水冲洗伤口，并尽快到医院处理伤口，接受免疫治疗。当然，除了自己家明确免疫过的猫狗，建议大家也不要逗弄别人家的宠物。猫狗其实很胆小，害怕生人，它们也有小脾气，一旦被它们抓咬伤，冲洗伤口和打针可是很疼的哟！

7. 艾滋病病毒

艾滋病病毒的大名是"人类免疫缺陷病毒"，英文缩写是"HIV"，1981年在美国首次被发现。

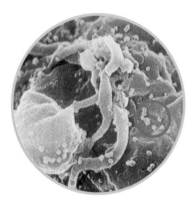

艾滋病病毒属于反转录病毒、正链RNA病毒，通过血液、性和母婴垂直传播途径传播。人感染艾滋病病毒后，病毒直接破坏机体免疫系统，使免疫系统丧失对机体的保护功能，然后各种病原体，甚至我们身体里的益生菌都可以对机体进行攻击和破坏。益生菌是我们的好伙伴，生活在我们身体里的肠道黏膜、呼吸道黏膜等很多地方，它们是机体免疫系统的一部分，可以消灭外来敌人，维持机体内环境的稳定。但狡猾的艾滋病病毒入侵人体后，"策反"了益生菌，使益生菌敌我不分，开始攻击人体。最终，各种复杂的感染性疾病导致各器官丧失功能而死亡。

艾滋病病毒攻击免疫系统的特性曾引起人类的恐慌，

但随着抗病毒药物的出现，艾滋病得到了有效的控制。患者可以通过服用抗病毒药物抑制艾滋病病毒的复制，但服用药物还远不能实现彻底清除病毒，让患者彻底康复的目标。因此，预防艾滋病依然是现在防控的重点。由于艾滋病病毒特殊、有限的传播方式，艾滋病完全是可以预防的。相信不远的将来，科学家就能研制出艾滋病疫苗了！

四、新主角——新型冠状病毒

　　2019年末，新型冠状病毒在武汉暴发，进而迅速在湖北传播并波及全国，给国家和人民带来了重大的损失。"新型冠状病毒"的名字，人们闻之色变，唯恐躲闪不及。这种可怕的病毒为什么叫"新型冠状病毒"？在解释这一点之前，我们先要知道什么是冠状病毒。

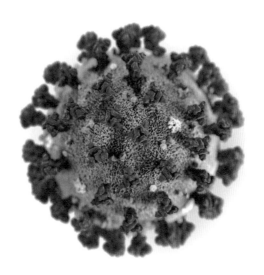

1. 为什么叫它冠状病毒

冠状病毒其实是一种古老的病毒，1937年最先从鸡的身上分离出来；1965年分离出了第一株人的冠状病毒；1975年，国际病毒分类委员会正式命名了冠状病毒科。

冠状病毒呈球形或椭圆形，具有多形性。冠状病毒有包膜，就像在工厂围墙外又罩上了一层防护罩。包膜上有许多凸起，这种凸起叫"刺突"。刺突让冠状病毒看起来像戴了王冠一样，因此得名"冠状病毒"。冠状病毒是线性单股正链RNA病毒。

2003年SARS肆虐，2012年MERS（中东呼吸综合征）大肆传播，这两次疫情的元凶都是冠状病毒，因此，人们对冠状病毒基本没有什么好印象。

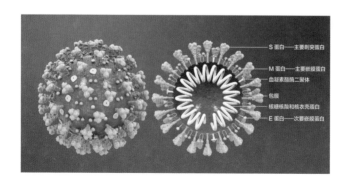

2.新型冠状病毒

2019年出现的新型冠状病毒（SARS-CoV-2）是目前已知的第7种可以感染人的冠状病毒，其余6种分别是 HCoV-229E、HCoV-OC43、HCoV-NL63、HCoV-HKU1、SARS-CoV 和 MERS-CoV。 前 4 种冠状病毒是引起普通感冒的主要病原体，每年全球有10%—30%的上呼吸道感染是由这4种冠状病毒造成的，在普通感冒的病因中占第二位，仅次于鼻病毒。由此可见，冠状病毒其实一直都在我们身边。

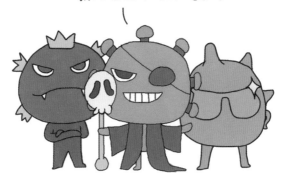

我们可是相当厉害的！

在这样一个大家族中，出现几个"黑帮大佬""超级恶霸"也就不足为奇了，它们一个叫SARS-CoV，是引起2003年SARS的元凶；另一个叫MERS-CoV，是导致中东呼吸综合征（简称MERS）的元凶。这两种病毒都能够引起严重的呼吸系统疾病，严重的可致人死亡。2019年末出现的新型冠状病毒不容小觑，它是造成今年世界重大疫情的罪魁祸首。

下面，咱们来了解一下这三个恶霸！

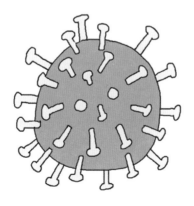

显微镜下的冠状病毒像长满小蘑菇的球。

3. 值得回顾的SARS

2002 年 12 月，第一例 SARS 病例出现在广东，随后病例迅速增多。患者以发热、咳嗽起病，之后呼吸困难逐渐加重，严重的甚至走向死亡。每一位感染者都与确诊病例有接触史，所有的人都对 SARS 病毒易感，没有免疫力。

2003 年 3 月，北京开始出现病例。同时，世界卫生组织正式将该病命名为重症急性呼吸综合征（SARS），

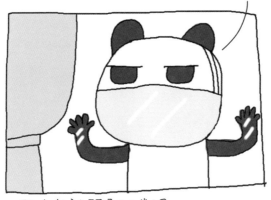

好久没去踢球了……

那次我被隔离了大半个月。

明确SARS经呼吸道传播。2003年4月，包括中国、加拿大、美国在内的11个国家和地区的13个实验室通力合作，确认SARS的病原体为SARS-CoV（SARS冠状病毒）。就是这个时候，我国政府宣布SARS按照《中华人民共和国传染病防治法》中甲类传染病的管理办法进行处置，依法对SARS患者及其密切接触者采取强制性隔离措施，其余的健康人都待在家里进行自我隔离，以便远离传染源。截至2003年7月，SARS病毒共感染了全球的8299人，死亡908人，病死率10.9%。经过中国政府对疫情的有效防控工作，SARS疫情才算结束。这看起来是不是有点儿像今年的新冠肺炎呢？

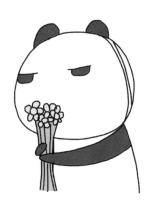

4. 远在沙特阿拉伯的 MERS

MERS-CoV 最早于 2012 年 9 月在沙特阿拉伯被发现，患者以发烧、咳嗽起病，18 天后，因呼吸困难和肾衰竭死亡。随后，沙特阿拉伯、阿联酋等中东国家陆续出现类似病例，就算是出现在其他国家和地区的类似患者，也都有中东地区工作或旅游史。因此，2013 年，世界卫生组织将其命名为 MERS（中东呼吸综合征）。截至 2015 年 5 月 25 日，世界卫生组织公布，全球累计确诊 MERS1139 例，其中 431 例死亡，病死率 37.8%。

MERS 虽然病死率较 SARS 高，但它的传染性没有那么强，目前病原体还是局限在中东地区。我们到中东地区旅游时，要做好呼吸道防护措施，勤洗手，尤其是要避免接触骆驼、食用骆驼肉、生饮骆驼奶或其他动物的奶水，这样就能降低感染风险。

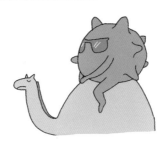

5.新型冠状病毒肺炎

　　2019年12月，武汉出现了27例以发热、乏力、干咳起病的病人，呼吸困难逐渐加重，类似患者迅速增加，引起了医学科学家的高度重视。2020年1月10日，我国的科学家首先发现并确认了此次肺炎的元凶是新型冠状病毒，后来把此次肺炎命名为"新型冠状病毒肺炎"。新冠肺炎经呼吸道飞沫和密切接触传播，传染源主要是患者，所有人都易感，对病毒没有免疫力。

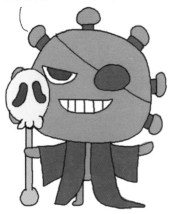

我可是相当厉害哟!

经过医学科学家的大数据分析，中国政府在1月20日宣布新冠肺炎按照《中华人民共和国传染病防治法》中甲类传染病的管理办法进行处置，依法对新冠肺炎患者及其密切接触者采取强制性隔离措施，对疫情严重地区采取封闭管理等措施，这样可以有效地保护没有被感染的人远离传染源。截至2020年3月1日，经过有效的管控措施，很多省市连续一周以上宣布新增确诊病例为0，战"疫"取得阶段性胜利。从出现病例到确认病原体，我们仅仅花了不到两周的时间。从出现病例到宣布采取甲类传染病的管控措施，我们也只用了一个月的时间。这些变化都证明，我们的医学技术比起17年前有了突飞猛进的发展。相信科学技术一定能带领我们打赢这场看不见硝烟的战"疫"！

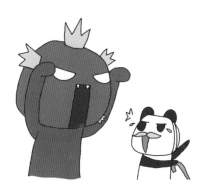

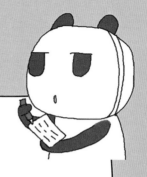

本课知识点

　　通过这一课，同学们应该已经了解了病毒是什么，并认识了新型冠状病毒和历史上那些知名的病毒。

　　我们再来回顾一下：

　　1.最早发现病毒的人，是19世纪一个叫伊万诺夫斯基的俄国科学家。

　　2.病毒只有极其简单的构造。

　　3.病毒非常非常小，比细胞和细菌要小很多。

　　4.那些恶名远扬的病毒：天花病毒、埃博拉病毒、西班牙流感病毒、流感病毒、鼻病毒、狂犬病病毒、艾滋病病毒。

　　5.新型冠状病毒是人类初次接触的新型病毒，它给我们的生活带来了很大麻烦。同时，新型冠状病毒和SARS、MERS一样，所有人都对它缺乏抵抗力。

第五课

战"疫"小锦囊

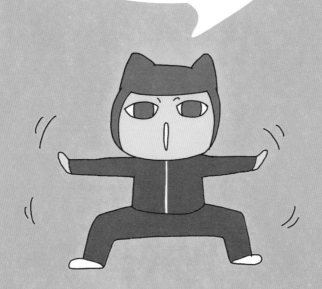

一、传染病的防控

传染病听上去很可怕，事实上一点儿都不可怕。我们人类害怕一些事物，大多是因为我们对它不认识、不了解、不熟悉，当我们走近它，认识它以后，便不再恐惧了。面对新冠病毒也是这样，我们掌握了它的特点和特性后，便不会再怕它了。那么，我们就一起来学习一些传染病的基础知识吧！

所有的传染病都具备传染源（病原体）、传播途径和易感人群（容易得病的人）三个要素，缺一不可。掌握了这三个要素，我们就能有效地防控传染病了。

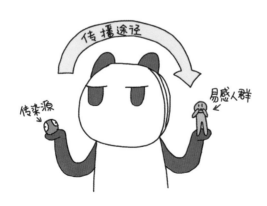

1. 传染源是传染病的源头

　　体内有病原体生长、繁殖并会排出病原体的人或动物就是传染源，例如，狂犬病的传染源可以是患病或携带狂犬病病毒的猫狗以及狂犬病人，新冠肺炎的传染源是患者或无症状感染者。因此，对新冠肺炎的患者和无症状感染者进行隔离治疗和观察，就能有效避免传染源和健康人群接触。

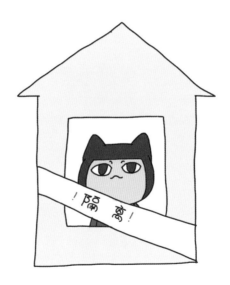

2.传播途径是传染病的传播方式

传播途径是指病原体离开传染源进入下一个感染者的路径，常见的有呼吸道传播、消化道传播、接触性传播、虫媒传播等。

呼吸道传播是指病原体通过人的呼吸运动进入并感染人体，例如流感、SARS、新冠肺炎等。这样看来，做好戴口罩、房间勤通风等防御措施，就能切断病原体进入我们呼吸道的途径。

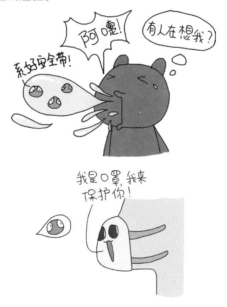

消化道传播是指病原体污染了我们的食物或水，通过"吃"进入我们的身体，例如诺如病毒腹泻、霍乱、甲型肝炎等。洗手、餐具消毒、食物煮熟、生食食物彻底清洗或削皮、卫生间消毒等举措能有效切断消化道传播途径。

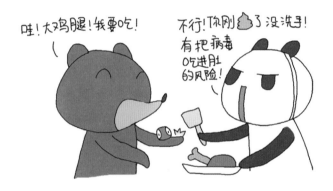

接触性传播是指病原体附着在我们经常触摸到的门把手、电梯键和玩具上，我们触摸完以后，不洗手就直接摸自己的眼睛、鼻子、嘴等，就会把病原体送进自己的身体里，例如手足口病、水痘、新冠肺炎等。勤洗手、门把手或玩具消毒、洗手之前不能摸眼睛和抠鼻子等举措能有效地切断接触性传播途径。

你好你好!

辛会辛会!

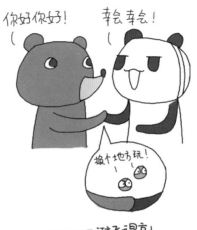

换个地方玩!

我们比下谁飞得高!

还是比下谁活得久!

比比比谁跑得远!

你的口水都喷到我的伤口上了!

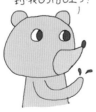

我们到哪儿了?

好像是门把手。嘘!有人来了!

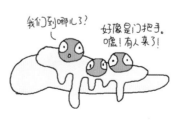

虫媒传播是指动物或昆虫携带病原体通过叮咬等方式感染人，例如疟疾、登革热、黑热病等。杀灭这些蚊虫或动物能有效地切断虫媒传播途径。

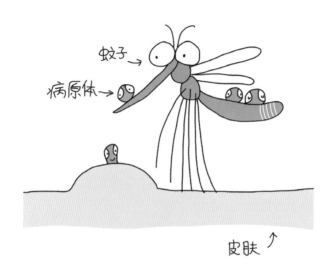

蚊子→

病原体→

皮肤↑

3. 易感人群是传染病的受害者

我们前面讲过机体免疫系统是我们的保护伞，在免疫系统里登记注册过的病原体一旦出现，"巡警"白细胞就会拉响警报，召唤病原体的克星——抗体来精准消灭它。如果是一种新的病原体，所有人的免疫系统里都没有登记注册，就意味着所有人都是易感的。新冠肺炎就属于这种情况，所有人都只能通过机体免疫系统的普通预警系统来处置。对有基础疾病、年老体弱的人来说，本身就很薄弱的免疫系统在强敌面前就更加不堪一击了。因此，我们一方面要通过一些外在手段来保护自己，例如少出门、戴口罩、勤洗手等；另一方面要提高自身的免疫力，例如早睡早起、不能偏食、适量运动等。

由此可见，防控传染病并不困难，抓住它的要害，管住传染源，切断传播途径，保护好我们自己，就能远离传染病。不仅新冠肺炎是这样，所有的传染病都是可防可控的，只要我们养成良好的卫生习惯和健康的生活方式，就能战胜疾病！

二、新冠肺炎与野生动物

目前，有科学家认为，新型冠状病毒这种可怕的病毒可能来自蝙蝠。但是蝙蝠与我们人类有着不同的生存环境，蝙蝠身上的病毒是怎么感染给我们人类的呢？有科学家认为，食用野生动物是最有可能的一种方式。

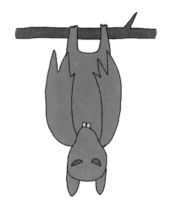

除了新冠肺炎，很多传染病都与野生动物有关。2003年的SARS让我们认识了果子狸，MERS与骆驼有千丝万缕的联系，埃博拉与果蝠（蝙蝠的一种）、鼠疫与旱獭（土拨鼠）、狂犬病与流浪猫狗、流行性出血热与老鼠、禽流感与鸟类（家禽或迁徙鸟类）……甚至蚊子、蜱虫、虱子、苍蝇等昆虫也是很多传染病的重要角色。由此可见，野生动物并不是第一次借传染病进入我们的视野。我们一方面不用惊奇，野生动物与传染病不是个新鲜事物；另一方面，我们要警醒，野生动物有自己的生存环境，有自己的小脾气，不能因为我们的私欲而打扰了它们的生活；最后，营造健康舒适卫生的环境人人有责，否则苍蝇、蚊子都有可能给我们带来大麻烦！

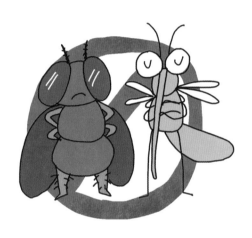

三、新冠肺炎的潜伏期

　　病原体进入人体后，机体免疫系统的阻击战便开始了。经过一番厮杀，病毒占了上风，机体开始出现发热、咳嗽等症状。机体免疫系统打阻击战的这段时间就叫潜伏期。所有的传染病都是有潜伏期的，短的3—7天，例如流感；长的数十年，例如狂犬病。新冠肺炎的潜伏期是3—14天，也有个别病例长达24天。潜伏期的长短与机体免疫力的强弱和病原体毒力的强弱有关系，一般来说，以绝大多数人的发病时间来计算才具有科学意义。所以，新冠肺炎在接触病人十几天以后才发病，这是完全正常的。

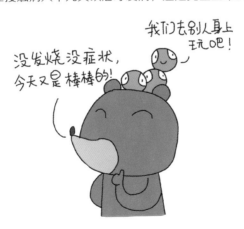

潜伏期有什么用呢？它可以帮助科学家决定密切接触者需要隔离观察多久，也可以通过追溯患者的行程找到传染源。这下，你们就知道科学家找到传染源和确定密切接触者的依据了吧。

传染病存在潜伏期也是我们需要自我隔离的原因。在疫情高发的区域，患者和无症状感染者比普通地区多很多，导致环境中病毒的数量和毒力远远高于普通地区。即使我们没有明确接触患者的经历，也很可能在不知情的情况下接触了病毒，再加上潜伏期的存在，我们很可能在身体正常的情况下携带病毒从一个城市到了另一个城市。如果我们在进入新的城市人群中之前不进行自我隔离的话，很可能会把病毒散播到新城市的人群中，给新城市的健康人带来危险，造成疾病的传播。

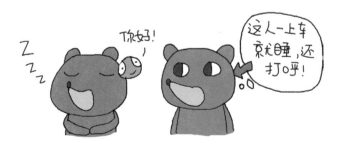

因此，从离开疫区算起，我们要自觉进行一个潜伏期（14天）的自我隔离。如果没有发病，就说明我们身上没有携带病毒，可以愉快地和新城市的朋友相聚了。如果很不幸在14天里发病了，我们一方面可以尽快尽早地得到治疗；另一方面也保护了新城市的朋友，为更多人的健康做出了巨大的贡献！这是我们每一个人的社会责任哦！

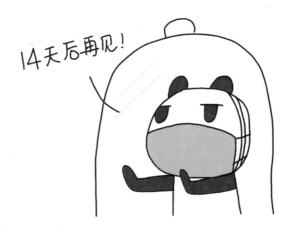

14天后再见！

四、新冠肺炎的症状

新冠肺炎的患者中，5%的患者是轻症，轻症的新冠肺炎就像平常的小感冒，轻度发热、没劲儿，鼻塞、流涕的症状不明显，偶尔咳嗽，没有肺炎的表现；75%的患者是普通型，有发热、没劲儿、咳嗽、痰很少的症状，肺部检查可能有轻度肺炎的表现；另外有20%的患者进展很快，在发病一周左右，发热、咳嗽症状明显加重，甚至出现呼吸困难、胸闷、憋气等严重症状，属于重型患者。当我们出现明显的发热、咳嗽等症状时，要及时就医，明确诊断，尽早治疗，不能等症状加重，治疗难度加大了才去医院。

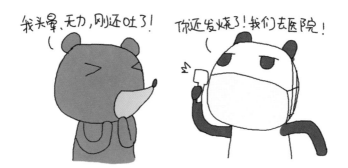

当我们发热、咳嗽的时候就是得了新冠肺炎吗？那可不一定。每年的冬季是很多呼吸道传染病的高发季节，麻疹、水痘、猩红热、流感、普通感冒、支原体肺炎……很多疾病都有发热、咳嗽的表现。因此，当我们出现发热等不舒服的症状时，要及时去看医生，让医生来判断是什么原因。只有找到原因，才能有针对性地治疗，病才能很快好起来！

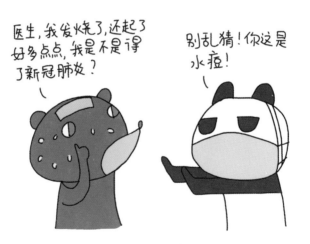

医生，我发火烧了，还起了好多点点，我是不是得了新冠肺炎？

别乱猜！你这是水痘！

五、新冠肺炎的确诊

　　医生判断一个人是否得了新冠肺炎就像警察破案一样需要足够的证据，除了有发热、咳嗽等症状，身体检查有相应的表现之外，还必须要有直接或间接接触传染源的过程，缺一不可。例如，家里只有你一个人发烧、咳嗽了，你发热之前14天接触过的所有人里没有具有类似症状的人；发热以后的7—14天里，和你生活在一起的人里也没有具有类似症状的人，就像"前无古人后无来者"一样，那基本上可以认为你和新冠肺炎没有什么关系了。由此可见，新冠肺炎的确诊不是一件简单的事。

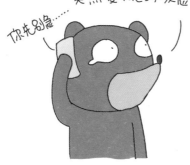

六、新冠肺炎的治疗

目前，医学家还没有找到能够杀死新型冠状病毒的药物。我们也不必害怕和恐慌，人类发现的病毒至少有两三千种，但抗病毒药物只有5—6种，例如治疗流感的抗病毒药、治疗乙型肝炎和丙型肝炎的抗病毒药、治疗艾滋病的抗病毒药以及治疗疱疹病毒的抗病毒药物。找到一种能杀灭新型冠状病毒的药物是需要时间的，科学家正在积极努力地探索。

但是，没有抗病毒药物并不意味着疾病不能治疗。我们要知道，很多疾病都没有能够根治的药物，例如常见的高血压、糖尿病、冠心病等，至今没有找到真正的病因，都是靠缓解症状，控制血压、血糖等方法治疗的。新冠肺炎通过退烧、止咳、化痰、调节免疫等方法，也可以获得很好的治疗效果。

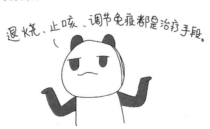

退烧、止咳、调节免疫都是治疗手段。

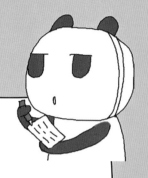

本课知识点

通过这一课，同学们应该已经了解了传染病应该怎样防控。

我们再来回顾一下：

1.传染病听上去很可怕，事实上不用那么恐惧它。

2.传染病的传播途径常见的有呼吸道传播、消化道传播、接触性传播和虫媒传播。

3.新冠肺炎的潜伏期是3—14天，潜伏期的长短与机体免疫力的强弱和病原体毒力的强弱有关系。

4.新冠肺炎通过退烧、止咳、化痰、调节免疫等方法，可以获得很好的治疗效果。

第六课

自我防护

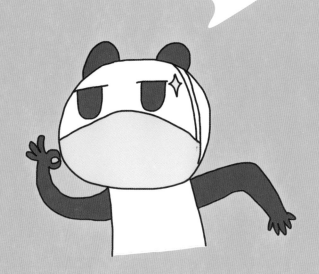

我们说过，所有的传染病都是可防可控的，因此，我们只要做好自我防护就能远离传染病。自我防护技术有很多种，防护办法与疾病特点息息相关，不同传播途径的传染病要采取不同的防护办法。下面，我们就来学习一下新冠肺炎的自我防护。

新冠肺炎是一种呼吸道传染病，回想一下上一课的内容，我们就能很轻松地找到自我防护的办法：

1. 戴口罩、勤洗手——切断传播途径。

2. 勤通风——减少病毒数量，远离传染源。

3. 少出门——远离传染源。

4. 提高免疫力——保护易感人群。

在疫情期间，同学们一定要注意自己的身体，适当增强运动，一定要保证睡眠充足，不可以熬夜哦。

一、戴口罩

戴口罩是预防呼吸道传染病，尤其是新冠肺炎既有效又易行的方式。戴口罩是一种双向保护，一方面可以保护自己远离病原体，另一方面也可以保护别人，不让自己身体里的病原体感染别人。因此，发热、咳嗽时主动戴口罩是健康素养高的一种体现。有的外国人认为，只有生病的人才需要戴口罩，因此，戴了口罩的人都是病人，应该自觉地不乘坐地铁和公交车。其实，这在正常的生活状态下是对的，和我们的想法也是一样的，但疫情暴发这样的特殊时期，戴口罩可是保护自己和他人的最行之有效的方法。

口罩有很多种类型，究竟应该选择什么样的口罩，才能防住可恶的病毒呢？

生活中常见的纸质口罩、棉布口罩、海绵口罩、活性炭口罩是过滤大颗粒污染物的，具有保暖和防雾霾的作用，它们对于新冠肺炎来说可是无能为力的。在这个特殊的时期，我们要选择一次性医用口罩、一次性医用外科口罩和一次性医用防护口罩（俗称N95口罩）。只有这些口罩才能过滤掉细菌、病毒这样的微小颗粒，有效地保护我们。这些口罩的外侧面是防水的无纺布，内侧面含有棉质成分，贴着我们的口鼻比较舒适。这些口罩和普通口罩最大的区别在于它们中间的"工作层"。简单来说，它们的工作层含有"熔喷布"，这是一种石油炼化成的化工产品。

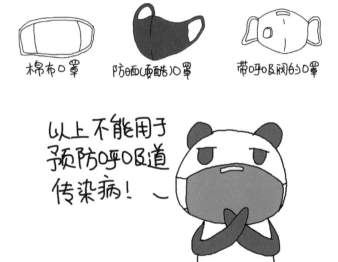

棉布口罩　　防晒（要酷）口罩　　带呼吸阀的口罩

以上不能用于预防呼吸道传染病！

这三种口罩工作层的数量和工艺不同，导致它们过滤的效果不一样。最厉害的要数N95口罩，它对9种颗粒的过滤效果都大于95%。高效过滤带来的后果就是憋气感明显，不太适合小朋友戴哦。就算是在疫情暴发的时候，我们在隔离病房以外的地方也是不需要佩戴N95口罩的，只需要戴一次性医用口罩就完全能够保护我们了。普通医生佩戴医用外科口罩为普通病人看病也有足够的保护力了，只有隔离区的医护人员才需要佩戴N95口罩。因为隔离区的病毒数量超多，病毒的致病力超强，必须佩戴N95口罩，才能保护他们。

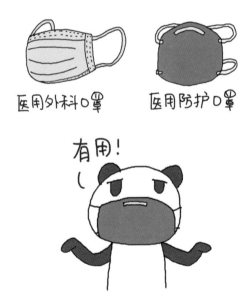

医用外科口罩　　　医用防护口罩

有用！

1.什么时候该戴口罩

同学们需要外出或和外人接触时，都应该戴口罩，尤其是去人群密集的地方，比如去医院、乘坐公交车或地铁时。

2.正确的口罩佩戴方式

口罩分外侧面和内侧面、上方和下方。一般来说，颜色深且表面反光的那一面是外侧面，颜色浅且表面不反光的那一面是贴着我们的口鼻的内侧面；用手摸有硬条（专业名称是鼻夹）的是上方，反之是下方。

戴口罩前，要先洗干净手，将折面完全展开，将嘴、鼻、下颌完全包住，然后压紧鼻夹，使口罩与面部完全贴合。

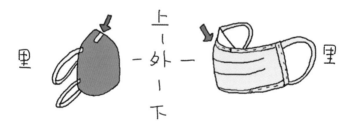

鼻夹朝上，深色面朝外，
千万别反了！

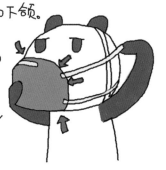

口罩要包住口鼻和下颌。
头戴式口罩要固定
好口罩，先将下面
的带子绕过头戴
好，再戴上面的
带子。

鼻夹要用两只手按紧。

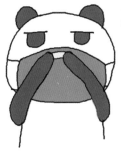

3.戴口罩期间不要用手触摸外侧面

口罩外侧面阻挡了很多想进入我们呼吸道的病原体，所以，一定要牢记，口罩的外侧面是不干净的，在使用过程中不得用手触碰口罩的外侧面。内侧面贴着我们的口鼻，是干净的，因此，在没有洗干净手时，也不能摸内侧面，否则会把手上的细菌送到口罩上，那口罩就白戴了。

4.使用后的口罩该如何处理

摘口罩前要洗干净手，摘口罩时尽量用食指和拇指触碰口罩的上缘和两角，顺势摘下耳挂，手指尽可能地少接触口罩的外侧面。将外侧面进行对折后，把口罩带缠绕收紧，以内侧面冲外的方式放到垃圾桶内，动作要轻柔，不要造成飞溅。

摘下口罩后应及时洗手。

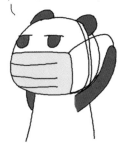

取口罩时，手只接触带子。

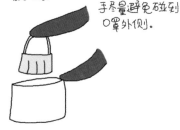

放进袋子，关好后扔"有害垃圾"桶。手尽量避免碰到口罩外侧。

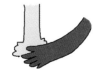

马上认真洗手。

5.一次性口罩不建议重复使用

一次性口罩在以下情况是不能重复使用的：到医院就诊后；乘坐公共交通工具后；前往人员密集场所（例如商场、超市等）后；戴口罩期间有咳嗽、打喷嚏等；口罩内衬潮湿；一次性口罩使用超过4小时。当我们下楼扔垃圾、取快递的时候，一次性口罩使用的时间很短暂，本着节约的原则，我们可以重复使用一次性口罩，但在使用过程中不得用手触碰口罩的外侧面，摘下口罩时要保证不要触摸到内侧面，保持内侧面的干净。

6. 一次戴多个口罩防护效果更好、更安全吗？

　　一次佩戴一个一次性医用口罩就可以达到有效保护的目的了。一次戴多个口罩会造成口罩不能与面部紧密贴合，空气不经工作层过滤就悄悄从缝隙钻进来，这样就达不到戴口罩的目的了。而且口罩戴得过厚，会有明显的憋气感，呼吸的深度和频次会增加，不利于我们的呼吸道保护。

二、勤洗手

1.洗手的正确方式

同学们，洗手一定要用流动水，不要用静水，搓揉时间至少要15秒才可以哦。

只用清水洗手是达不到清洁效果的，要用肥皂或有消毒功能的洗手液才能有效去除手上的病原体。

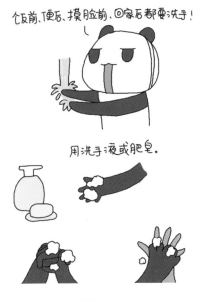

饭前、便后、摸脸前、回家后都要洗手！

用洗手液或肥皂.

洗手时应当注意：

（1）在流动水下淋湿双手；

（2）取适量洗手液，按照七步洗手法（内、外、夹、弓、大、立、腕），使整个手掌、手背、手指指缝和手腕都得到认真的揉搓、清洁；

（3）认真搓双手至少15秒；

（4）在流动水下彻底冲洗干净双手；

（5）擦干双手，取适量护手霜护肤。

掌心相对握住搓搓。

手心握住手背搓搓。两个手背都要搓。

掌心相对，指缝相互搓。

一手握拳，在另一只手的掌心旋转搓搓。

一只手握住另一只的大拇指，转着搓搓。

一只手五指并拢在另一只手的手心搓搓。

可别忘了手腕。一只手握住另一只手的手腕转圈搓搓。

在流水下冲洗干净。

病毒再见！

2. 下列情况一定要洗手

（1）擤鼻涕、打喷嚏后；

（2）外出回家后；

（3）摸口鼻和眼睛前，摘戴眼镜、口罩前后；

（4）前往医院后，看护病人后；

（5）饭前、便后；

（6）处理被污染的物品以及接触动物、动物饲料或动物粪便后。

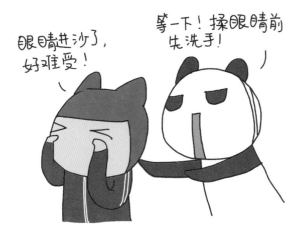

三、勤通风

在疾病流行期间，我们在家要做好室内通风，每天2—3次，每次30分钟。冬天开窗通风时要注意保暖，可采取房间轮流通风的办法，一个房间通风时，人可以避让到另一个不通风的房间里。

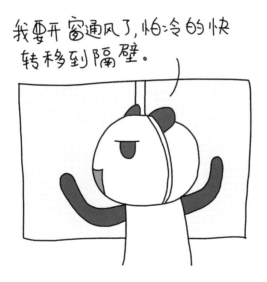

我要开窗通风了，怕冷的快转移到隔壁。

四、提高机体免疫力

在疫情期间，为了远离传染源，同学们减少了出门，但这并不意味着就不能锻炼身体了。每天可以在家做一些拉伸运动或仰卧起坐、引体向上等适合在室内完成的运动，以增强体质。饮食要合理多样，荤素搭配，少吃零食，少喝饮料。在家上网课期间，也要作息规律，早睡早起，保证睡眠充足，不可以熬夜哦。只有这样，才能以强大的免疫力对抗病毒。

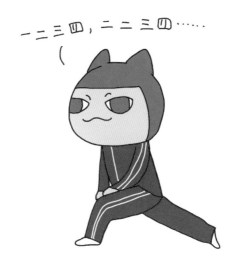

一二三四，二二三四……

五、家庭内的消毒

新型冠状病毒的克星是含氯的消毒剂（例如84消毒液）、75%浓度的酒精、30分钟的56℃高温和紫外线等。它们能杀死病毒，同时对我们身体的基本结构——细胞也是有伤害的，因此，同学们可不能亲自去操作，由爸爸妈妈去完成家庭内的消毒就可以了。我们可以告诉爸爸妈妈，为了保持家里的环境清洁，哪些地方是需要消毒的。

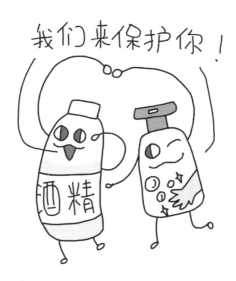

1. 每天消毒1—2次经常触碰的门把手、家具表面等。

2. 每天消毒一次卫生间，尤其是便池及周边。

3. 用过的纸巾、口罩等垃圾要使用专用垃圾袋收集起来，清理前使用消毒液浇洒至完全湿透，然后扎紧垃圾袋口，再扔到楼下垃圾桶内。

4. 衣物消毒以阳光暴晒为主，或以蒸汽熨斗熨烫消毒，避免使用含氯消毒剂。因为含氯消毒剂对织物具有漂白作用，且清洗不彻底的话，有可能引起过敏性皮炎等皮肤病。

我们可以告诉爸爸妈妈，使用消毒剂有以下几点注意事项：

1. 消毒剂具有一定的毒性、刺激性，配制和使用时应注意个人防护，穿戴口罩、帽子、手套和工作服等。配制消毒剂时为防止溅到眼睛，建议佩戴防护镜。

2. 消毒剂具有一定的腐蚀性，达到消毒时间后要用清水擦拭，以免对消毒物品造成损坏。

3. 消毒剂使用前应认真阅读产品说明书，严格按照说明书规定的使用范围、使用方法、作用浓度、作用时间正确使用.

4.使用的消毒剂应为经备案的合格产品，应在有效期内，消毒剂必须现配现用。

5.严禁将不同种类的消毒剂混合使用，例如，84消毒液禁止与洁厕灵混合使用，84消毒液不能与酒精混用。

6.常用的84消毒液属于外用消毒剂，禁止口服。禁止使用饮料瓶稀释或盛放消毒剂。消毒剂应置于儿童不易触及处。

7.在用酒精对房间进行消毒时，不可以抽烟，不可以使用任何明火，否则容易引发火灾。

把上面这些知识告诉爸爸妈妈！

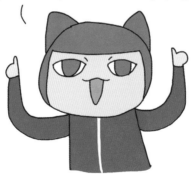

六、预防性用药

目前，新冠肺炎还没有研制出疫苗，通过吃大蒜或服用板蓝根、双黄连等中药来预防是不科学的，甚至可能会对我们的身体造成伤害。所有的药物都只能在一定范围内和某些人身上发挥作用，适合所有人的万能药物是不存在的，记住这一点，我们就不会被那些谣言和虚假消息欺骗了。

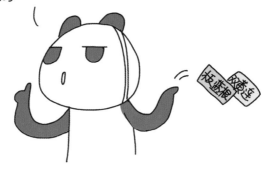

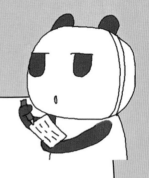

本课知识点

通过这一课，同学们应该已经学到了自我防护的办法。

我们再来回顾一下：

1. 戴口罩、勤洗手——切断传播途径。

2. 勤通风——减少病毒数量，远离传染源。

3. 少出门——远离传染源。

4. 提高免疫力——保护易感人群。